# DE LA
# CÉPHALOTRIPSIE

## RÉPÉTÉE SANS TRACTIONS,

OU

### MÉTHODE POUR ACCOUCHER LES FEMMES

DANS LES RÉTRÉCISSEMENTS EXTRÊMES DU BASSIN ;

## PAR CH. PAJOT.

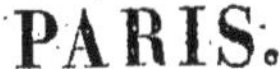

## PARIS.

P. ASSELIN, GENDRE ET SUCCESSEUR DE LABÉ,

LIBRAIRE DE LA FACULTÉ DE MÉDECINE,

place de l'École-de-Médecine.

1863

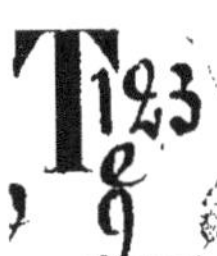

DE

# LA CÉPHALOTRIPSIE

## RÉPÉTÉE SANS TRACTIONS.

Paris. — Imprimerie de RIGNOUX, rue Monsieur-le-Prince, 31.

DE LA

# CÉPHALOTRIPSIE

## RÉPÉTÉE SANS TRACTIONS,

OU

### MÉTHODE POUR ACCOUCHER LES FEMMES

DANS LES RÉTRÉCISSEMENTS EXTRÊMES DU BASSIN;

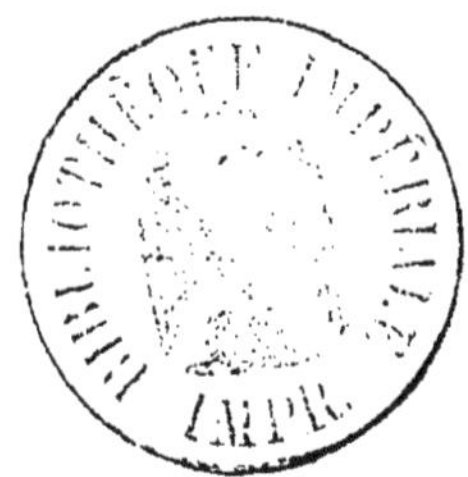

**PAR CH. PAJOT.**

———✦———

**PARIS.**

**P. ASSELIN**, GENDRE ET SUCCESSEUR DE **LABÉ**,

ÉDITEUR DES ARCHIVES GÉNÉRALES DE MÉDECINE,

place de l'École-de-Médecine.

—

**1863**

DE LA

# CÉPHALOTRIPSIE

## RÉPÉTÉE SANS TRACTIONS,

OU

### MÉTHODE POUR ACCOUCHER LES FEMMES

DANS LES RÉTRÉCISSEMENTS EXTRÊMES DU BASSIN.

Les rétrécissements extrêmes du bassin soulèvent une des plus graves questions de doctrine en accouchements et constituent aussi l'une des plus sérieuses difficultés de la pratique obstétricale. Les divergences d'opinions sur la prééminence respective de l'opération césarienne et de la céphalotripsie dans les rétrécissements extrêmes ne peuvent empêcher l'existence des faits accomplis, et les milliers de femmes sauvées par le céphalotribe n'en seront pas moins là pour protester contre la section césarienne. Mais ce n'est point la question qu'il s'agit de discuter ici. La céphalotripsie étant supposée admise en principe, je me propose d'examiner si l'on a obtenu de cette opération tous les résultats qu'on est en droit d'en attendre.

Dans les rétrécissements de beaucoup les plus communs (1), c'est-à-dire ceux dont les limites sont comprises entre 6 centimètres et demi et 9 à 10 centimètres, la céphalotripsie, telle que tout le monde la pratique, présente, en général, tous les caractères d'une bonne opération obstétricale ; elle est ordinairement d'une médiocre difficulté, les tractions n'ont pas besoin d'être excessives

---

(1) Pendant que je dirigeais le service d'accouchements à l'hôpital des Cliniques comme remplaçant de M. Paul Dubois, j'ai pu réunir dans les salles *onze* cas à la fois de ces rétrécissements. Le total des *lits* est de 36.

et les applications de l'instrument ne sont guère répétées plus de *deux* ou *trois* fois.

Sans doute, dans ce degré de rétrécissement, pas plus que dans aucun autre, le céphalotribe ne peut être considéré comme un instrument parfait. Comprimant selon le diamètre transversal, alors que le passage étroit est antéro-postérieur, il allonge la partie fœtale dans le sens rétréci du bassin, et la diminue dans une direction où elle n'a pas besoin de l'être ; mais, grâce à un artifice de l'opération, en imprimant à la tête pendant la traction un léger mouvement rotatoire, on ramène peu à peu les deux branches presque en avant et en arrière, et l'on corrige en partie ce qu'il y a de défectueux dans la façon d'agir de l'instrument.

Bref, la méthode de céphalotripsie ordinaire rend des services incontestables dans les rétrécissements moyens, et l'on ne comprend guère comment nos voisins les Anglais ont persisté si longtemps à méconnaître les bienfaits d'une pareille opération.

Mais, dans les rétrécissements extrêmes, ceux qui commencent à 6 centimètres et demi et finissent à 27 millimètres, la céphalotripsie est, d'un avis unanime, une opération excessivement dangereuse, assez même pour qu'on ait pu dire, non sans quelque raison, qu'elle compromettait la vie de la femme tout autant que l'opération césarienne, et cela sans la compensation offerte par cette dernière, la conservation possible et parfois probable de la vie fœtale.

Ayant suivi pendant onze années la pratique de M. le professeur P. Dubois, à l'hôpital des Cliniques, et, si j'ose le dire, avec une assiduité dont mon maître ne me refuserait pas le témoignage, puis, pendant neuf années d'exercice comme agrégé de la Faculté, ayant eu ensuite la bonne fortune de suppléer M. P. Dubois pendant près de trois ans, je me suis trouvé placé très-favorablement pour étudier pendant ces vingt années, et sous un homme très-expérimenté et par moi-même, les applications les plus diverses de la céphalotripsie. C'est en effet après avoir constaté personnellement la réalité des difficultés et des dangers qu'on lui attribue dans les rétrécissements excessifs, que j'ai été conduit à me demander d'abord s'il ne serait pas possible de diminuer les risques de l'opération, et seulement après la solution de ce premier pro-

blème, je me suis hasardé à étendre les applications du céphalotribe à des cas où les plus hardis avaient hésité à en conseiller
l'emploi.

Avec la méthode de céphalotripsie actuelle, appliquée indistinc-
tement à tous les rétrécissements pelviens au-dessous de 6 centimètres et demi, les difficultés et les dangers sont réels. L'impossibilité où l'on est alors d'atteindre la base du crâne avec l'instrument, la disproportion entre le passage et la partie irréductible de
la tête, les excessives tractions nécessaires et trop souvent infructueuses pour engager un fœtus à terme dans un pareil rétrécissement, les pressions, les attritions, les déchirures, et la mort
immédiate ou éloignée, qui en sont trop souvent la suite, toutes
ces conséquences appréciées et reconnues vraies par les hommes
qui ont pratiqué souvent la céphalotripsie dans ces conditions,
feront comprendre comment on a pu établir le rapprochement
que je signalais entre la céphalotripsie et l'opération césarienne.

Mais, qu'on me permette de le dire avec une entière conviction
dont le temps seul fera apprécier la valeur, si toutes ces considérations sont vraies avec la méthode actuelle, elles ne le sont plus
avec celle que je vais essayer d'indiquer ici.

Au-dessous de 6 centimètres et demi, et jusqu'à 27 millimètres,
et non pas jusqu'à 5 centimètres, comme on me l'a fait dire par
erreur, car ma dernière limite est celle à laquelle le céphalotribe
ne peut plus être introduit, je conseille de commencer dès que
l'orifice est assez dilaté pour permettre le passage de l'instrument,
ou même de pratiquer la perforation du crâne avant la dilatation
complète, et pour la faciliter, car tous les accoucheurs savent combien la dilatation est souvent lente dans les rétrécissements excessifs. Les motifs en sont trop clairs pour avoir besoin d'être indi-
qués.

Cette pratique, qui consiste à perforer le crâne pour hâter la
dilatation, appartient à mon maître, M. P. Dubois; elle me paraît
excellente au point de vue de ma méthode, parce qu'elle permet
souvent de commencer, plus tôt qu'on n'eût pu le faire, la première
céphalotripsie, ce qui n'est pas sans utilité, comme on le verra
bientôt.

La perforation du crâne pour hâter la dilatation n'est pourtant pas exempte de tout inconvénient. Elle rend parfois plus difficile la première application de céphalotribe faite quelques heures après, l'extrémité des branches pouvant s'engager dans le cuir chevelu, décollé, plissé et reployé; mais, avec un peu de patience et d'habitude, on résout bien ces difficultés légères. Qu'on ait ou non perforé le crâne, la première application de céphalotribe sera faite aussitôt que possible avec les précautions ordinaires, en insistant particulièrement sur la pression exercée au-dessus de l'hypogastre, par un ou deux aides, dans le but de bien fixer la tête au détroit supérieur; on aura le soin aussi de porter le plus fortement possible en arrière les deux manches de l'instrument, après avoir enfoncé les branches aussi profondément qu'on l'aura pu, jusqu'au point de faire pénétrer l'articulation du céphalotribe dans l'entrée du vagin.

Toutes ces précautions, nécessaires dans toutes les céphalotripsies, sont d'une utilité beaucoup plus grande encore dans les rétrécissements extrêmes. En effet, c'est surtout dans ces cas qu'il importe de broyer la base du crâne, et d'atteindre par conséquent aussi haut que possible, et c'est justement dans ces rétrécissements excessifs que la tête reste fort élevée, fuit facilement devant l'instrument, et n'est très-ordinairement saisie que par la partie la plus accessible de la voûte. Or de cette première céphalotripsie dépend souvent le succès de l'opération tout entière. Une fois l'empreinte de chaque branche creusée dans le crâne, cette empreinte devient, jusqu'à ce que la tête ait tourné, une cause d'arrêt pour les extrémités de l'instrument dans les applications qui suivent la première.

Est-il nécessaire de dire que je soumets les femmes au chloroforme dans cette première application, comme dans toutes les autres ?

Le premier broiement ainsi fait avec toutes les précautions précédentes, la tête ayant été bien saisie, je tente, en y mettant beaucoup de prudence, un mouvement de rotation avec l'instrument, mouvement destiné à placer les dimensions diminuées de la tête dans le sens rétréci du bassin; je tâtonne avec douceur pour exécuter ce mouvement, soit à droite, soit à gauche, selon que j'y trouve plus de facilité, et si des deux côtés j'observe quelque résistance, je m'abstiens complétement de la rotation. J'y insistais davantage autrefois ; l'expérience m'a appris que la matrice parvient à peu près toujours, et quelquefois en peu de temps, à mouler la nouvelle forme donnée à la tête par le broiement sur la forme du canal, en imprimant à cette tête la rotation trouvée difficile avec l'instrument. La contraction, agissant en effet sur la totalité du fœtus, parvient à le faire tourner plus sûrement, et avec moins de danger que ne le ferait le céphalotribe. La tête écrasée autant qu'elle peut l'être, je desserre l'instrument, le désarticule, et je le retire doucement *sans avoir exercé aucune traction*, et je procède immédiatement à un deuxième, et, selon le cas, à un troisième broiement *sans traction aucune;* puis je fais remettre la femme dans son lit en lui prescrivant du bouillon coupé pour toute tisane.

Selon l'état du pouls de la malade, selon son aspect général, selon le calme ou l'agitation qu'elle présente, selon la faiblesse ou l'énergie des contractions utérines, je répète ainsi toutes les *deux, trois* ou *quatre heures,* les broiements multiples, au nombre de deux ou trois pour chaque séance, et l'on pourra voir aux observations que, dans les cas où j'ai été appelé suffisamment à temps, je n'ai point encore dépassé *quatre* séances, et que *une* ou *deux* m'ont parfois suffi.

La tête ainsi broyée un grand nombre de fois, le tronc présente ordinairement des difficultés qu'un ou deux broiements suffisent à vaincre en général.

Telle est la méthode à laquelle j'ai donné le nom de *céphalo-tripsie répétée sans tractions.* Cette méthode, que j'étudie sans relâche depuis près de dix ans, et en faveur de laquelle je n'ai encore pu cependant réunir qu'un petit nombre de faits, tant heureusement ces rétrécissements sont rares, cette méthode, mise par moi publiquement en pratique à l'hôpital de la Faculté, devait recevoir, et a reçu en effet, une publicité prématurée de la part d'un certain nombre de mes élèves et de quelques-uns de mes confrères. Si je me décide à la faire connaître moi-même aujourd'hui, c'est, d'une part, dans le but d'engager les accoucheurs à vouloir bien la mettre en pratique pour la juger, et, d'autre part, pour répondre aux critiques de quelques personnes qui l'ont appréciée sans la connaître.

Qu'on me permette d'examiner successivement les objections qui déjà se sont produites contre elle.

Et d'abord, quelques médecins ont pensé que cette méthode n'avait absolument rien de nouveau, parce que s'étant trouvés eux-mêmes dans l'obligation de renoncer à extraire le fœtus dans les rétrécissements au-dessous de 6 centimètres et demi, après les tractions les plus énergiques et les plus soutenues, ils avaient été forcés d'appliquer l'instrument une *deuxième* et une *troisième* fois de la même manière, et qu'à l'aide de nouvelles et excessives tractions, ils avaient enfin réussi ou non à accoucher la femme, et avaient ainsi, bien avant moi, pratiqué la *céphalotripsie répétée.*

J'ose espérer qu'on voudra bien m'accorder qu'il n'y a absolument rien de commun entre cette méthode de céphalotripsie, que je repousse complétement dans les rétrécissements extrêmes, et celle que je voudrais faire prévaloir.

Après avoir broyé la tête, renoncer à l'extraire parce que les tractions les plus fortes ont été impuissantes, et recommencer *deux* ou *trois* fois la même manœuvre jusqu'au succès ou à la mort, c'est précisément faire courir à la femme tous les dangers auxquels la nouvelle méthode s'efforce de la soustraire.

Broyer la tête plusieurs fois, retirer l'instrument sans avoir fait une seule traction, et abandonner l'expulsion à la nature pendant quelques heures, pour recommencer la même opération inoffensive, est, on me l'accordera, une méthode bien différente de celle qu'on a mise en usage jusqu'ici.

Qu'on veuille bien le remarquer, je ne retire point l'instrument devant l'impossibilité constatée d'extraire le fœtus, comme chacun le fait aujourd'hui. En appliquant le céphalotribe, j'ai l'idée de ne point tenter l'extraction; mais mon intention est de diminuer progressivement le volume des parties à mesure que les contractions utérines moulent la tête broyée, et l'engagent elles-mêmes dans le sens le plus favorable pour lui faire franchir le rétrécissement, prenant ainsi mon modèle, comme on le voit, dans les phénomènes mécaniques des accouchements les plus naturels (1).

---

(1) Un des internes de Lariboisière me disait pendant la dernière opération que j'ai pratiquée dans cet hôpital : « Vous accouchez ces femmes comme le boa digère. » Je ne saurais en vérité trouver une comparaison plus pittoresque et plus exacte.

Il n'y a donc véritablement rien de commun, comme méthode générale, comme principe, entre le retrait du céphalotribe après tractions excessives, constatation de l'impossibilité actuelle de l'accouchement, et la céphalotripsie répétée comme je l'ai conçue et comme je la pratique.

Des accoucheurs distingués ont accepté qu'en effet cette méthode reposait sur un principe nouveau: mais ils ont objecté qu'elle exigeait nécessairement un temps très-long, et ils ont fait valoir toute prolongation du travail comme une prédisposition aux affections puerpérales graves. Cazeaux me fit cette objection autrefois; quelques accoucheurs dont j'honore et j'estime infiniment le talent et la personne ont reproduit cet argument, et en cela ils ont complétement raison. Mais ils en ont conclu que la céphalotripsie répétée pouvait se faire à l'hôpital, mais qu'en ville elle était à peu près impraticable. C'est ce qu'il faut examiner.

Il y a deux points à étudier dans cette objection. Le premier est celui-ci : La céphalotripsie répétée prolonge-t-elle en effet beaucoup le travail? Le second est celui-là : Cette prolongation, quelle qu'elle soit, expose-t-elle les femmes à plus de dangers que les tractions excessives et parfois impuissantes, ou que l'opération césarienne?

1° La céphalotripsie répétée sans tractions prolonge-t-elle beaucoup le travail?

Je sépare d'ordinaire chaque séance de broiement d'un intervalle de *deux* à *trois* heures. Plus l'état de la femme est bon, plus les contractions se soutiennent; moins le travail dure depuis longtemps au moment où j'interviens, plus j'augmente la durée des intervalles. Je fais, ai-je dit, au moins *deux* broiements dans chaque séance; on verra, dans les observations, que dans un rétrécissement de 5 centimètres où j'ai réussi, il m'a suffi de *quatre* séances. Dans un rétrécissement de 36 millimètres dans lequel je fus appelé trop tard, j'ai la conviction qu'il ne m'en eût pas fallu davantage d'après les résultats obtenus par *trois* opérations, dont la première avait été pratiquée par un autre chirurgien. Dans les rétrécissements de 6 centimètres environ, *quatre* ou *cinq* broiements en *deux* ou *trois* fois ont suffi ordinairement.

C'est donc, au point de vue de la prolongation du travail, une *moyenne* de *deux* à *quatre* séances, espacées de *deux* à *quatre* heures, et une *extrême* de *six* séances, espacées de *deux* à *trois* heures. En somme, la prolongation du travail variera entre *six* et *dix-huit* heures ; j'en accorderai *vingt-quatre*, si l'on veut, pour me mettre à l'abri de toute objection, bien que je n'aie pas encore atteint ce chiffre, mais on ne me refusera pas d'avouer que, si j'intervenais au moment même de la dilatation complète, cette prolongation aurait beaucoup moins d'importance.

Je ne fais aucune difficulté de reconnaître que dans les conditions supposées, un travail de *vingt-quatre* heures n'est point, tant s'en faut, sans danger pour la malade ; mais je ferai remarquer encore une fois que je n'ai jamais atteint ce dernier chiffre, et je le crois rarement nécessaire.

2° Cette prolongation du travail, quelle qu'elle soit, expose-t-elle la femme à plus de dangers que la méthode ordinaire ou l'opération césarienne ?

Dussé-je même accepter *vingt-quatre* heures comme le chiffre indispensable à la durée de mon opération, ce qui est fort loin d'être vrai, peut-on mettre en parallèle, au point de vue des suites immédiates ou éloignées, *vingt-quatre* heures de prolongation de travail avec les pressions, les attritions, les déchirures, les éclatements même, résultats trop communs des tractions excessives répétées jusqu'à *deux* et *trois* fois dans les rétrécissements dont il s'agit ? et je ne parle point des cas où, l'impossibilité de l'accouchement ayant été reconnue après toutes ces tentatives, on a été contraint de pratiquer l'opération césarienne. Quant à cette dernière, comme, au point de vue de la mère seule, il n'est pas d'opération plus dangereuse, on me dispensera de démontrer la prééminence de ma méthode.

Je ne veux point dissimuler cependant qu'*appelé trop tard*, la femme ne puisse, avec la céphalotripsie répétée, succomber avant la fin de l'accouchement, soit à l'épuisement général, soit à la rupture spontanée de l'utérus, comme on en verra un exemple dans la dernière observation ; mais c'est là une objection applicable à toutes les opérations faites trop tard, quelles qu'elles soient, même à celles qui se font instantanément.

Aussi mes principes ne sont pas tellement absolus, qu'on ne puisse être forcé, dans ces sortes de cas, d'en abandonner une partie. La base de ma méthode, sans doute, consiste dans l'*absence de toute traction* lorsqu'il s'agit d'un rétrécissement extrême; mais on peut être appelé si tard, ou dans des circonstances telles, qu'il n'y ait presque plus à compter sur l'action ordinairement efficace de l'utérus. Je conseille, dans ces conditions défavorables, de ne jamais exercer de tractions, comme on le fait aujourd'hui après le premier broiement, mais d'introduire, dans la première séance, *deux, trois, quatre* ou *cinq* fois le céphalotribe, selon le degré de rétrécissement, et de ne commencer les tentatives d'extraction qu'après la dernière céphalotripsie.

Je me suis vu contraint d'agir de la sorte dans une circonstance très-douloureuse, et qui restera pour moi le sujet de regrets profonds.

En présence de M. Tarnier, alors chef de clinique, et d'un grand nombre de témoins, chez une femme très-vigoureuse ayant un rétrécissement de 5 centimètres, et quand tout faisait présager un succès complet, je fus vivement sollicité par un confrère estimable de lui permettre l'essai d'un nouvel instrument que je n'approuvais pas cependant; j'eus la coupable faiblesse d'y consentir. La matrice fut perforée, les douleurs cessèrent, et je fus obligé d'avoir recours au procédé que je viens de décrire. L'extraction fut des plus faciles, mais la femme succomba rapidement à la perforation constatée à l'autopsie.

Tel est l'ensemble sommaire des considérations qui se rattachent à la nouvelle méthode d'opération que je conseille; c'est au temps seul qu'il appartient de décider si réellement, en cherchant à la propager, j'aurai rendu quelques services dans ces cas difficiles, ou si au contraire je me serai laissé aller à des illusions trop communes chez les hommes dont la prétention est d'avoir imaginé quelque chose de nouveau.

## OBSERVATIONS.

*Bassin de 6 centimètres ; tractions infructueuses, broiements répétés, sortie spontanée ; succès.*

En 1854, je fus appelé par un médecin de la ville, M. le D<sup>r</sup> Picard, pour l'assister auprès d'une femme mal conformée, et chez laquelle une première application de forceps avait été tentée sans résultat.

Cette femme présentait tous les caractères extérieurs d'un bassin vicié, lequel avait environ 6 centimètres dans son diamètre antéro-postérieur. Une application de forceps, tentée de nouveau, ne put être achevée.

Je fis la perforation du crâne, puis j'appliquai le céphalotribe. La tête fut solidement saisie ; je fis des tractions d'abord modérées, puis de plus vigoureuses, puis enfin d'extrêmement énergiques, mais cependant avec toute la prudence nécessaire. La tête ne bougea pas d'un millimètre.

Je me décidai à retirer l'instrument; je fis un léger mouvement de rotation avant de lâcher la tête. Je recommençai une heure après, et encore sans succès.

Je me décidai à prier M. Dubois de venir m'aider de ses conseils ; par un malentendu, M. Dubois ne vint pas : tout cela s'était passé dans l'après-midi.

Dans la soirée, une nouvelle tentative fut faite sans plus de succès.

L'état général de la femme était bon ; je résolus d'attendre au lendemain. Je prescrivis une potion opiacée.

Je me rendis le lendemain, à huit heures du matin, auprès de cette femme, et, au moment même où j'entrais, la tête, broyée en plusieurs sens, sortait spontanément de la matrice. Il fallut appliquer le crochet mousse sur les épaules.

Le fœtus venait d'être extrait lorsque M. Dubois arriva.

La femme s'est parfaitement rétablie, après avoir éprouvé cependant une incontinence d'urine qui ne laissa pas de nous donner beaucoup d'inquiétude, à M. Picard et à moi, mais qui très-probablement ne tenait point à une perte de substance, puisqu'elle disparut au bout de quinze jours sans autre traitement que des soins de propreté et le cathétérisme. Cette sortie spontanée du fœtus après plusieurs tentatives infructueuses avec le céphalotribe a été le point de départ de ma méthode d'application de cet instrument, méthode qui diffère essentiellement de ce que font les accoucheurs modernes, car elle consiste à supprimer le quatrième temps (l'extraction), le seul qui soit dangereux dans l'opération ; mais il importe beaucoup de s'y prendre de bonne heure, et de ne pas laisser la femme s'épuiser avant de faire la première tentative. (Thèse du Dr Gustave Rousseau.)

*Bassin de 5 centimètres; expulsion spontanée de la tête après broiement répétés; insuccès.* (Observation recueillie par MM. Charrier et Pajot.)

Le 22 août 1857, entra à l'hôpital des Cliniques la nommée Dumouchin, gantière, âgée de 28 ans, primipare, réglée à 18 ans irrégulièrement, et n'ayant pas eu ses règles depuis le 24 novembre 1856. Elle avait éprouvé, pendant sa grossesse, des vomissements pendant le premier mois, des crampes dans les membres inférieurs, et s'était présentée, vers le septième mois de sa grossesse, à la Maternité, où il avait été résolu qu'on la ferait accoucher avant terme, en raison d'un vice de conformation du bassin très-prononcé.

La malade est en effet de très-petite taille, elle a le facies des rachitiques, la désharmonie des yeux existe, caractère commun chez ces femmes.

Cependant cette femme prétend n'être devenue contrefaite qu'après l'âge de 14 ans, ce qui est fort exceptionnel.

Le bassin, mesuré à diverses reprises, nous a toujours donné 0$^m$,06 et demi après réduction (on verra qu'il avait beaucoup moins et quelle fut la cause de l'erreur) ; de plus, l'angle sacro-vertébral est déjeté à gauche, et le bassin nous paraît notablement plus étroit de ce dernier côté que de l'autre.

A la Maternité, selon le dire de la malade, on la soumit à l'emploi des douches ; mais bientôt une violente douleur se déclara dans la symphyse des pubis, quelques symptômes généraux survinrent, on cessa les douches, les douleurs se calmèrent, et la malade sortit de la Maternité.

Entrée à la Clinique, comme nous l'avons dit, le **22** août 1857, les premières douleurs apparurent le 31 août, à sept heures du soir ; elle fut transportée à la salle d'accouchements à minuit et demi. La rupture des membranes eut lieu le 1$^{er}$ septembre, à deux heures du matin, et à neuf heures, le même jour, la perforation du crâne fut faite par M. Dubois, dans le but d'activer la dilatation, qui était seulement un peu plus grande qu'une pièce de 2 francs.

Je me trouvai remplacer M. Dubois pendant toutes les vacances, qui commençaient ce jour même, et mon maître voulut bien me confier la malade, et me laisser dès lors le soin de terminer cet accouchement comme je le jugerais convenable.

A une heure, je touchai la malade, et la fis toucher à M. Charrier, alors chef de clinique à la Faculté ; la dilatation avait un peu marché, mais aucune partie fœtale ne s'engageait dans le détroit, les contractions étaient faibles.

A quatre heures, aucune partie n'est engagée, la dilatation est encore incomplète, mais l'introduction des branches du céphalotribe ne me parut pas impossible. La malade est chloroformée ; la branche gauche présente de grandes difficultés dans son introduction et son placement, moins à cause de l'étroitesse du bassin de ce côté qu'en raison des replis du cuir chevelu et des décollements qui ont été la conséquence de la perforation ; néanmoins, après quelques tâtonnements, je parviens à l'introduire ; l'autre branche est appliquée facilement, et je fais sans désemparer, dans cette seule séance, quatre broiements consécutifs.

A huit heures du soir, nouveau broiement, répété deux fois et avec facilité ; sous l'influence de quelques contractions, la tête descend, complétement broyée et extrêmement allongée. Une fois hors de la vulve, M. Charrier et moi, après avoir placé une serviette autour du cou, commençons à tirer sur le tronc du fœtus, dont l'extraction a lieu beaucoup plus facilement que nous n'osions l'espérer. L'enfant était petit ; il pesait, sans matière cérébrale, 2,000 grammes.

Le placenta était d'un volume exceptionnel, il pesait 1100 grammes, et le cordon avait 0,72 de long.

Le travail, depuis l'apparition des premières douleurs, avait duré vingt-cinq heures.

Jusqu'au 26 septembre, la malade présenta une fièvre conti-nuelle avec des douleurs vives dans la région pubienne. Un abcès énorme se forma dans la paroi antérieure de l'abdomen, je l'ouvris ; il en sortit environ 1 demi-litre de pus séreux mal lié ; l'ouverture resta fistuleuse. Les cataplasmes émollients, les injections dans les parties gé-nitales et dans le foyer, tout en soutenant les forces par un régime con-venable, furent employés en vain ; la malade s'affaiblit de plus en plus, et succomba le 22 octobre, cinquante-deux jours après son accouche-ment.

*Autopsie.* Le bassin, dont la forme générale est celle d'un cœur de carte à jouer dont la pointe constituerait la symphyse, ne présente guère en réalité plus de 0$^m$,05 pour le passage de la tête. Les deux sur-faces articulaires de la symphyse des pubis sont à nu et séparées l'une de l'autre par un intervalle de plus d'un centimètre. La suppuration a entièrement détruit le cartilage. L'arthrite pubienne suppurée a amené le décollement des muscles du bassin et une pelvi-péritonite générale. *L'utérus est sain,* et, chose bien singulière, complétement revenu aux dimensions de l'état de vacuité.

*Bassin de 6 centimètres ; broiements répétés ; une seule séance ; succès.*
(Obs. des D$^{rs}$ Augouard et Pajot.)

Je fus appelé en 1858, rue du Pas-de-la-Mule, par M. Augouard fils et deux autres de mes confrères, pour voir une dame à terme, en tra-vail depuis vingt-quatre heures, et auprès de laquelle on avait tenté in-fructueusement pendant la nuit plusieurs applications de forceps.

La malade était de très-petite taille, avait été rachitique, et présen-tait un bassin dont j'évaluai le diamètre antéro-postérieur à 6 centimè-tres après réduction.

L'enfant était mort ; le sommet n'avait subi aucun engagement et était tout entier au-dessus du détroit supérieur, malgré des contractions qui avaient été, me dit-on, fort énergiques et qui avaient continué depuis la dilatation de l'orifice, survenue vers le milieu de la nuit.

Après avoir pris tous ces renseignements et avoir examiné la malade avec le plus grand soin, je proposai la céphalotripsie répétée, qui me semblait ici parfaitement applicable en raison de l'énergie persistante des contractions.

L'opération fut acceptée, la femme chloroformée. Je fis trois broie-ments successifs, et après le troisième, je sentis, séance tenante, la tête s'engager et franchir l'angle sacro-vertébral. Il me suffit en effet d'exer-cer une faible tension sur l'instrument, et bientôt je dégageai la tête à la vulve. Mais bientôt de nouvelles difficultés survinrent pour le passage des épaules ; je fus obligé d'aller chercher les bras, et enfin je parvins au dégagement du tronc après des tractions assez énergiques.

La délivrance ne présenta rien de particulier.

Deux jours après, le médecin ordinaire de la malade me fit prévenir qu'elle perdait involontairement ses urines, ce qui m'alarma beaucoup. Cependant, considérant combien avaient été peu considérables les efforts faits pour accoucher cette femme, mais, d'un autre côté, ne sachant point ce qui s'était passé avant mon arrivée, je songeai à quelques déchirures possibles, car il était trop tôt pour qu'il pût être question d'eschares. Pourtant le souvenir de ma première opération me rassurait un peu, et j'espérais qu'il s'agissait là d'une simple incontinence. Je conseillai des soins de propreté et de sonder la malade plusieurs fois par jour. L'événement justifia mes prévisions : la vessie reprit ses fonctions, et j'ai eu l'occasion de revoir cette dame longtemps après ; sa santé était parfaite.

*Rétrécissement de 6 centimètres ; une seule séance, trois broiements ; expulsion spontanée ; succès.* (Obs. recueillie à l'hôpital Saint-Lazare, avec M. le D<sup>r</sup> Mathieu.)

Je fus prié en 1859, par M. le directeur de la prison de Saint-Lazare, sur la demande de M. le D<sup>r</sup> Mathieu, médecin adjoint de la maison, de me transporter auprès d'une pauvre femme qui ne pouvait point accoucher, à cause d'un rétrécissement considérable du bassin. MM. les internes de l'hôpital avaient donné leurs soins toute la nuit à cette pauvre malade, et il leur avait paru évident que l'expulsion était absolument impossible, cette femme, de très-petite taille, ayant été rachitique, ayant les membres inférieurs très-courts, très-arqués, et son bassin ne paraissant pas avoir plus de 6 centimètres après réduction.

J'arrivai auprès de la malade sur le midi ; je constatai la réalité du rapport qui m'avait été fait de son état, et je procédai immédiatement à l'emploi de la céphalotripsie répétée.

Je fis trois broiements dans cette seule séance, et, comme je remarquai qu'après le dernier, la tête tendait à s'engager, je crus pouvoir annoncer que probablement l'expulsion se ferait spontanément ou qu'un seul broiement répété dans l'après-midi suffirait pour débarrasser la malade.

On m'envoya dire, dans la soirée, que l'accouchement s'était fait spontanément sur les cinq heures, et M. le directeur de l'hôpital voulut bien m'écrire une lettre, que je conserve, et dans laquelle il me remerciait d'avoir fait une opération dont le résultat, disait-il, avait sauvé la vie de la malade.

L'enfant m'avait paru petit, bien que la femme fût à terme ; mais je ne sache pas qu'il ait été pesé, et ne puis rien dire à cet égard.

*Rétrécissement de 5 centimètres ; quatre séances, onze broiements ;*
*expulsion spontanée ; succès.* (Hôpital des Cliniques.)

Voici en quels termes notre regretté confrère, le D<sup>r</sup> Foucart,
rendit compte de ce fait dans *la France médicale* et *le Moniteur
des sciences,* le 3 avril 1860.

*Céphalotripsie répétée chez une femme rachitique.* M. Pajot vient de
pratiquer encore une fois, à l'hôpital des Cliniques, où il remplace
M. le professeur Dubois, l'opération de la *céphalotripsie répétée,* mode
opératoire nouveau que l'on pourrait ériger en méthode générale dans
la plupart des cas où jusqu'alors on avait recours à l'opération césarienne. Commençons par donner un résumé du fait tel qu'il s'est passé.

Le 12 mars, est apportée à la Clinique une femme de 20 ans, excessivement petite, rachitique, contrefaite. Elle dit elle-même qu'elle a été
très en retard autrefois sur les enfants de son âge, et n'a marché qu'à
4 ans. Son bassin, mesuré avant son départ de l'hôpital, donne un diamètre de 5 *centimètres.*

Au moment où elle fut apportée, elle était en travail depuis *trente-six*
heures. Elle appartient à une famille qui n'est pas dans une position
malheureuse. Lorsque les douleurs s'étaient déclarées, on avait appelé
une sage-femme, qui avait bientôt réclamé l'aide d'un médecin. On en
fit venir, les uns après les autres, quatre d'abord le premier jour, puis
successivement *six* autres le second jour. C'est la mère elle-même de la
malade qui a raconté ces faits. Aucun de ces confrères n'ayant voulu se
charger d'un cas aussi difficile, on prit le parti de la faire apporter à la
clinique.

Les conditions dans lesquelles elle se trouvait alors n'étaient pas extrêmement défavorables en tant que l'on considérait l'état général ; la
malade était fatiguée sans doute, mais le pouls se soutenait et le moral
était calme.

L'enfant se présentait par la tête. Le bassin était, autant qu'on pouvait en juger, d'une étroitesse excessive. Nous disons autant qu'on pouvait en juger, car on ne pouvait l'apprécier que d'une manière approxi-
mative. En effet, le sommet de la tête était allongé et plongeait un peu
au-dessous du détroit supérieur, circonstance qui empêchait le doigt
d'atteindre l'angle sacro-vertébral.

A un premier examen, M. Pajot évalua ce diamètre entre 4 et 6 centimètres à peu près. Nous avons dit que l'examen ultérieur démontra
qu'il était de 5 seulement.

Il y avait évidemment toute impossibilité à espérer un accouchement
sans opération. L'enfant était mort. M. Pajot résolut de mettre en usage,
pour la quatrième fois, la méthode qu'il a proposée le premier, à laquelle on commence à venir aujourd'hui, qu'il désigne sous le nom de
*céphalotripsie répétée,* et qui diffère éminemment de celle qui est ordi-

nairement employée. Jusqu'à présent, pour faire la céphalotripsie, on broyait la tête, puis on tirait. Dans les céphalotripsies répétées, M. Pajot s'est proposé de supprimer le quatrième temps de l'opération, qui consiste à extraire en opérant des tractions. C'est là, suivant le professeur, le seul point dangereux. Le broiement fait, M. Pajot se contente d'imprimer à la tête un léger mouvement de rotation, puis il désarticule les branches et il retire l'instrument, abandonnant le travail à la nature, qui quelquefois achève l'opération, le volume de la tête ayant été considérablement diminué.

S'il n'en est pas ainsi, au bout de deux ou trois heures il réintroduit l'instrument, broie de nouveau dans un autre sens, et retire de nouveau le céphalotribe, après avoir imprimé à la tête un nouveau mouvement de rotation, mais sans tirer. Par la nouvelle méthode, on opère autant de fois le broiement que cela est nécessaire, et après chaque broiement on attend.

Dans le cas actuel, le premier fut fait à quatre heures du soir, un deuxième à huit heures, un troisième à minuit. Après ce troisième, la tête est venue sans difficulté; mais, pour le tronc, il était facile de comprendre qu'il ne sortirait pas spontanément plus que n'était sorti la tête. M. Pajot alla donc à la recherche d'un bras; il fut extrait, puis le céphalotribe fut appliqué sur le tronc et l'épaule qui restaient. Un broiement fut fait, un mouvement de rotation imprimé au tronc, puis, l'instrument retiré, on attendit encore.

A cinq heures du matin, l'utérus se débarrassait spontanément du fœtus, qui était d'un volume ordinaire.

A ce moment, s'est produit une grave complication, qui n'était du fait de personne. L'enfant était mort depuis deux ou trois jours; une anse de cordon pendait hors de la vulve et avait même gêné les manœuvres. Ce cordon était très-friable. Une fois la femme accouchée, un élève procéda à la délivrance; mais, quelles que fussent les précautions employées, le cordon se déchira, et le placenta resta dans l'utérus. C'était une fâcheuse situation. M. Pajot ne désespéra point cependant.

La matrice avait expulsé le fœtus, et même assez facilement; il n'y avait encore en tout que quarante-huit heures de travail. On pouvait espérer qu'en laissant l'organe travailler seul, il finirait par se débarrasser. M. Pajot défendit expressément qu'on donnât de l'ergot de seigle, et dans la journée, en effet, le placenta sortit spontanément.

Depuis ce moment, tout va bien; les seins se sont gonflés, ce qui est un bon signe. La malade a pu être reportée chez elle, et M. Pajot, qui l'a vue hier, 20 mars, l'a trouvée dans un état aussi satisfaisant que possible.

Ce cas, a fait remarquer le professeur, sera des plus intéressants s'il se termine par la guérison. On est au neuvième jour, et la malade va bien; mais, chez une femme qui a subi ce genre d'opération, il faut être sur ses gardes pendant un certain temps. Il peut arriver que pendant huit, dix, quinze jours même, tout se passe convenablement; puis, au bout de ce temps, et alors que l'on croit avoir obtenu la guérison, en douze heures la malade succombe. Voici ce qui peut arriver : la pression exercée par les parties fœtales sur les organes de la mère a déterminé des mortifications partielles, vers l'angle sacro-vertébral par exemple. Tant que l'eschare ne s'est pas détachée, il n'y a que des phénomènes généraux peu graves ; mais, lorsque arrive le moment où elle se détache, une perforation se fait, et une péritonite suraiguë emporte la malade en quelques heures. Il ne faut donc jamais promettre la guérison avant que soit écoulé le temps nécessaire à l'élimination des eschares, s'il en existe.

Cette malade s'est parfaitement rétablie, mais avec une petite fistule vésico-vaginale dont elle a été opérée et guérie par M. le professeur Nélaton.

*Rétrécissement de 6 centimètres ; six broiements en deux séances ; succès.*
(Obs. recueillie à l'hôpital des Cliniques.)

La nommée F..... (Élisa), âgée de 19 ans, d'une constitution ordinaire, primipare, est couchée au n° 15. Cette femme est d'une petite stature (1$^m$,30), les membres inférieurs sont courts, les jambes infléchies et arquées en avant et en dedans; elle dit n'avoir marché qu'à l'âge de 3 ans avec des machines orthopédiques. Ce traitement aurait corrigé cette difformité en partie ; car les genoux, qui, dans l'enfance, frottaient l'un contre l'autre dans la marche, ne se touchaient plus à l'âge de 12 ans. La face ne présente rien de remarquable, peut-être y a-t-il *un peu de désharmonie des yeux*. Les membres supérieurs sont courts, mais bien conformés.

Réglée à 17 ans pour la première fois, elle a cessé de voir ses règles le 22 juillet 1861.

Le 24 mai, on l'apporte à la Clinique à quatre heures du soir. Elle est enceinte à terme; le travail s'est déclaré depuis la veille au matin. La malade a fait appeler une sage-femme qui, pendant le toucher, rompit les membranes; ayant reconnu quelque chose d'anormal, elle demanda l'assistance d'un médecin qui, lui-même, demanda l'assistance de quelques confrères. Tous furent d'avis qu'il fallait faire transporter la femme à la Clinique.

Le 24, à la visite du soir, la femme est dans l'état suivant : la dilatation de l'orifice égale la largeur d'une pièce de 2 francs; le col présente de la longueur, il est assez ferme, on dirait que la dilatation a été plus considérable et que le col est revenu sur lui-même. La partie fœtale qui se présente est la tête, elle est fort élevée et tout à fait au-dessus du détroit supérieur. On arrive aisément, par le toucher, jusqu'à l'angle sacro-vertébral ; la mesure exacte donne un diamètre antéro-postérieur de 6 *centimètres* avec réduction ; les contractions sont fréquentes, mais peu énergiques ; l'état général est bon. Dans la nuit du 24 au 25, les contractions deviennent plus fortes, mais sans résultats ; car, le 25 mai, à huit heures et demie du matin, la dilatation est la même, mais l'état général est moins bon, le pouls bat 112 ; l'auscultation ne révèle aucun bruit du cœur fœtal.

A dix heures du matin, M. Pajot se décida à faire la perforation du crâne, dans l'espérance de hâter la dilatation.

A deux heures de l'après-midi, les choses sont presque dans le même état, mais le pouls est faible, bat 130 ; cependant la dilatation de l'orifice a un peu augmenté et permettrait le passage des branches du céphalotribe.

La femme est chloroformée, et M. Pajot procède à l'application de l'instrument ; elle se fait sans grandes difficultés ; les branches distendent fortement l'orifice utérin, tant il est encore étroit ; la tête est saisie solidement et très-haut, on la broie, on lui imprime un léger mouvement de rotation et on retire le céphalotribe pour le réappliquer. Trois applications successives sont faites avec les mêmes précautions, chaque fois la tête a été fortement saisie, on s'est gardé de faire aucune traction.

A six heures du soir, la tête est descendue et entr'ouvre la vulve ; la femme a eu des contractions vives et soutenues, l'état général est le même. Une nouvelle application du céphalotribe amène sans difficulté la tête hors des parties génitales, mais les épaules sont retenues. On pratique la section du cou et l'on applique l'instrument sur le tronc. On exerce quelques tractions modérées ; une deuxième application amène l'épaule droite sous la symphyse, elle se dégage la première et l'extraction a lieu à six heures trois quarts. La femme est reportée dans son lit, ayant bien supporté l'opération et sans manifester beaucoup de douleur quoiqu'elle n'ait point été chloroformée.

L'enfant, du sexe féminin, offre sur le ventre des places où l'épiderme s'enlève ; le cordon est grêle et de couleur vineuse ; *la tête et les deux premières vertèbres cervicales sont complétement broyées,* le sternum est brisé à sa partie moyenne. Pendant l'opération, le cordon s'est rompu à son attache placentaire ; il a fallu porter la main dans l'utérus pour faire la délivrance.

Le 26. La malade a dormi, ne souffre pas, le pouls est à 100, la langue un peu blanche, la voix faible, la vulve douloureuse. — Gomme sucrée, 2 pots ; bouillons, potages ; pansement de la vulve avec le vin aromatique.

Le 28. La malade va bien, le pouls est à 90 ; elle ne se plaint qu'un peu de la vulve, mais, depuis cette nuit, elle perd ses urines avec les lochies ; elle ne peut uriner volontairement que très-rarement et très-peu à la fois. — Traitement *ut supra.*

Le 29. L'état général est bon, l'urine coule toujours, la face est bonne, la femme se sent et se dit bien. — 1 bain.

3 juin. L'écoulement est moins abondant, la malade urine davantage

volontairement. M. Pajot dit qu'il n'existe probablement autre chose que de la contusion de l'urèthre et du col de la vessie.

Le 8. Le suintement est supprimé. La femme sort bien portante.

*Rétrécissement de 36 millimètres ; insuccès.* (Observation recueillie par M. Verliac, interne du service de M. Duplay, à l'hôpital Lariboisière.)

Telle, veuve Pillou, 23 ans, enceinte pour la première fois, se disant à terme, mais ignorant la date de ses dernières règles, entre pour accoucher, à huit heures du soir. Elle a éprouvé les premières douleurs dans la journée, vers trois heures ; elle a perdu les eaux vers cinq heures.

L'interne de garde, appelé auprès d'elle vers onze heures du soir, constate un rétrécissement extrême du bassin, siégeant au détroit supérieur, et portant sur le diamètre antéro-postérieur, qui paraît réduit à 4 centimètres.

On sent au-dessus la tête flottante, le col présentant une dilatation de 3 ou 4 centimètres de diamètre. Les douleurs reviennent tous les quarts d'heure, et sont atroces, au dire de la malade. Dans l'intervalle des douleurs, on perçoit distinctement les battements du cœur du fœtus

M. Cusco, appelé sur-le-champ, se décide à pratiquer la céphalotripsie répétée suivant la méthode de M. le professeur Pajot. Avec un très-méchant instrument dont les cuillers basculent l'une sur l'autre, il fait, séance tenante, quatre applications de céphalotribe. La première branche est introduite sans trop de difficultés ; mais le chirurgien a une grande peine à introduire celle de droite, qui ne peut passer le détroit qu'inclinée sur ses bords. *On essaye quelques tractions,* mais l'instrument glisse aussitôt, et on n'y songe plus. La matière cérébrale est sortie.

Cette première opération a duré environ une heure et demie ou deux heures. La malade a été, tout le temps, sous l'influence du chloroforme, qu'elle supporte très-bien.

Le 24, à neuf heures du matin, une faible partie des os du sommet du crâne tend à s'engager.

Deux applications de céphalotribe, pas de tractions ; durée, une heure ; chloroforme.

Les souffrances de la malade augmentent ; les douleurs sont plus fréquentes, mais moins intenses.

M. Cusco fait prier M. Pajot de prendre la direction de l'accouchement. Le professeur voit la malade à deux heures, constate que la base du crâne n'est pas encore broyée, et se décide à continuer la céphalotripsie. Deux applications d'un bon instrument ; difficulté à introduire la seconde branche, qui, comme arrêtée par un obstacle, ne peut remonter bien haut au-dessus du détroit ; durée, une heure ; chloroforme.

A neuf heures du soir, nouvelle séance ; deux applications.

Dans la nuit, la malade souffre continuellement, le pouls devient petit ; elle meurt à huit heures du matin.

*Autopsie*. Taille, 1 mètre 55. La partie supérieure du corps est bien conformée ; pas de traces de rachitisme sur les côtes ni sur la colonne vertébrale ; les jambes ont une longueur et une conformation normales, les extrémités osseuses ne sont pas normalement développées ; mais les cuisses sont très-courtes ; le fémur, du grand trochanter à l'extrémité inférieure, mesure 0,28 centimètres.

On constate que les deux tiers environ de la tête ont passé le détroit, la base étant parfaitement broyée, mais non la face. Position occipito-iliaque droite, le fond de l'utérus à gauche.

En bas et à droite, deux déchirures de l'utérus *annoncées à l'avance par M. Pajot :* l'une, l'inférieure, a 7 ou 8 centimètres de diamètre ; la seconde, un peu au-dessus, est large comme une pièce de 2 francs. La minceur extrême de la paroi utérine à ce niveau fait pencher M. Pajot pour une rupture spontanée. A côté, légère infiltration sanguine sous-péritonéale autour du cæcum et dans les limites internes de la fosse iliaque.

Pas de péritonite.

Le bassin, dépouillé de ses parties molles, présente les particularités suivantes :

Le sacrum est enfoncé entre les os iliaques et proémine en avant de façon que le promontoire est au niveau de la ligne transversale qui réunit les deux éminences iléo-pectinées. La gouttière sacrée est extrêmement profonde.

L'épine iliaque postéro-inférieure déborde en arrière de 6 centimètres le point de réunion des parties latérales de la deuxième avec la troisième vertèbre sacrée.

Le rétrécissement est sensiblement plus considérable à droite.

| | |
|---|---|
| Diamètre antéro-postérieur.......................... | $0^m,036$ |
| — de la partie gauche du promontoire au milieu de la branche horizontale du pubis gauche........ | 0, 04 |
| — *Idem* à droite......................... | 0, 033 |
| Diamètre transverse du grand bassin.............. | 0, 29 |
| — — du coccyx pubien............. | 0, 10 |

La section d'une extrémité inférieure du fémur montre les lésions d'un rachitisme ancien et guéri.

Voilà, personne ne me contredira, un bassin à opération césarienne ; et cependant je ne doute pas, et aucun des assistants à l'autopsie n'a douté, que mon honorable collègue M. Cusco ne fût parvenu à accoucher cette malade, s'il avait eu à sa disposition un instrument convenable et en répétant suffisamment les broiements.

La base était complétement broyée et pouvait passer, le diamètre seul bimalaire faisait encore obstacle ; un seul broiement eût suffi pour en faire raison , et le tronc n'eût pas résisté à deux applications.

Si je me suis abstenu après ma seconde séance, c'est que j'avais constaté tous les signes rationnels d'une rupture qu'on pourrait éviter, dans un cas semblable, en répétant, *dans la première nuit*, les séances de deux heures en deux heures.

9 782014 046854